PUBLICATIONS DU *PROGRÈS MÉDICAL*

STATISTIQUE

DES

Opérations pratiquées à l'Hôpital Bichat

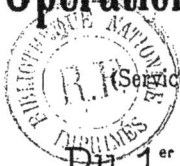

(Service des consultations spéciales et service hospitalier)

Du 1er mars 1900 au 1er mars 1901

PAR

M. Lucien PICQUÉ

Chirurgien de l'Hôpital Bichat.

———— ⟞⟝ ————

PARIS

AUX BUREAUX DU
PROGRÈS MÉDICAL
rue des Carmes, 14

Félix ALCAN
ÉDITEUR
108, boulevard Saint-Germain, 108

1901

PUBLICATIONS DU *PROGRÈS MÉDICAL*

STATISTIQUE

DES

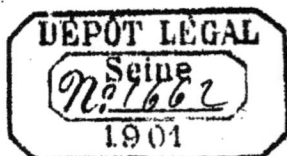

Opérations pratiquées à l'Hôpital Bichat

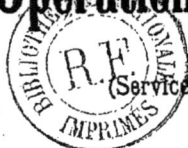

(Service des consultations spéciales et service hospitalier)

Du 1er mars 1900 au 1er mars 1901

PAR

M. Lucien PICQUÉ

Chirurgien de l'Hôpital Bichat.

PARIS

| AUX BUREAUX DU
PROGRÈS MÉDICAL
14, rue des Carmes, 14 | FÉLIX ALCAN
ÉDITEUR
108, boulevard Saint-Germain, 108 |

1901

STATISTIQUE

DES

Opérations pratiquées à l'Hôpital Bichat

(Service des consultations spéciales)

Du 1er Mars 1900 au 1er Mars 1901

PAR

M. Lucien PICQUÉ
Chirurgien de l'Hôpital Bichat.

En publiant cette statistique, je tiens à déclarer tout d'abord que je remplis un devoir vis-à-vis le Conseil municipal de Paris et le rapporteur M. Bourneville, qui, le 5 août 1880, a manifesté le désir de voir publier chaque année la statistique de l'hôpital Bichat. Comme beaucoup de mes collègues des hôpitaux, je ne suis guère porté par tempérament à ce genre de publication, même quand elle est de nature à flatter mon amour-propre et à démontrer que les résultats obtenus par moi peuvent être classés près de ceux de nos collègues réputés les plus heureux. Si un document de ce genre peut présenter de l'intérêt au point de vue administratif, son intérêt scientifique est, à mon sens, bien contestable. Le succès d'un chirurgien tient en vérité à trop de causes, et, question d'habileté et d'antisepsie personnelle mise à part, on peut dire que les résultats qu'il obtient sont surtout en rapport avec le milieu dans lequel il opère, et aussi avec l'intelligence et le dévouement de ses aides.

Et c'est pourquoi, si je n'y étais obligé aujourd'hui

par un règlement administratif, je me ferais un véritable scrupule de paraître plus heureux qu'un collègue estimé mais placé temporairement dans un milieu défectueux.

Et puis, franchement, rien n'est plus artificiel qu'une statistique. Certains, dans l'intention, très louable d'ailleurs, de publier des statistiques *intégrales*, sont conduits à placer, à côté d'opérations graves, des opérations de moindre importance.

Certes, l'intention est louable; mais ne voit-on pas que cette manière de procéder a pour résultat de faire tomber le pourcentage de la mortalité générale. Toutes ces raisons, et bien d'autres encore, m'ont toujours écarté de ce genre de publication qui n'a, je l'avoue, qu'un seul avantage à mes yeux, celui d'éclairer des collègues qui de très bonne foi sans doute vous attribuent des mortalités fantastiques. En établissant cette statistique, et pour ne pas tomber dans l'écueil que je signalais plus haut, j'ai procédé de la façon suivante :

Ma statistique est intégrale en ce qu'elle comprend scrupuleusement tous les cas de morts. Mais dussé-je passer pour un mauvais statisticien, mon amour de l'intégralité ne va pas au delà et je ne mettrai en série aucun des cas de petite chirurgie qui ne nécessitent pas l'anesthésie générale. Le lecteur m'excusera donc de cette lacune, en tenant compte de mon désir de ne pas voiler, par ce procédé, le chiffre de ma mortalité.

Service de la policlinique. — Depuis plusieurs années, mon prédécesseur à l'hôpital Bichat avait annexé à son service une policlinique externe, sur le modèle de celles qui fonctionnent à l'étranger, mais ce service n'avait pas de reconnaissance officielle, et son fonctionnement n'était assuré que par des concours bénévoles.

Dès mon arrivée, je constatai combien il était nécessaire de lui donner une plus grande extension. L'hôpital

Bichat comporte, en effet, une circonscription considérable formée par les Grandes-Carrières, Saint-Ouen, les Epinettes, Villetaneuse et Epinay. Le service de chirurgie est unique et il est relativement petit; il en résulte un encombrement considérable et aussi l'impossibilité d'hospitaliser tous les malades. Il était donc indispensable, dans ces conditions, d'instituer une sorte de service externe, où les malades pouvant marcher puissent venir facilement suivre un traitement externe. Le service des salles se trouve dès lors désencombré d'autant, par la policlinique, qui en est en quelque sorte le prolongement.

A ma demande et sur un rapport favorable de mon collègue le Dr Brun, ce service a reçu une consécration officielle du Conseil de surveillance de l'Assistance publique (arrêté du 18 mars 1900).

Des assistants désignés par moi ont été nommés par l'administration : M. Chevalier, chirurgien des hôpitaux (voies urinaires); M. Mauclaire, chirurgien des hôpitaux (gynécologie); M. Laurens, ancien interne des hôpitaux (nez, oreille, larynx); M. Sauvineau, ancien interne des hopitaux (ophthalmologie); M. Lebon, ancien interne des hôpitaux (électrothérapie et radiographie). Grâce à cette reconnaissance officielle, la policlinique rend les plus grands services à la population nombreuse qui habite la circonscription et les consultations faites avec une grande régularité par un personnel compétent ont eu dès cette année le plus grand succès. C'est pour moi un devoir et un plaisir de constater que le chiffre des malades y a augmenté dans une très notable proportion et de rendre un hommage mérité à mes collaborateurs.

Service hospitalier. — Les désiderata nombreux du service, en partie signalés par mon prédécesseur, ont déjà été indiqués par moi à la Société de Chirugie en 1900.

L'encombrement des salles a trouvé une partie de sa solution dans l'organisation de la policlinique. La question de la séparation des malades infectés avait préoccupé depuis longtemps mon prédécesseur (voir Terrier, Soc. de Chir., 1900.)

Je suis heureux de dire que c'est à l'initiative de M. Gory, inspecteur général, que je dois la réforme importante que je sollicitais depuis mon arrivée à l'hôpital. Je l'en remercie au nom de tous mes malades. J'avais été frappé, à mon arrivée à Bichat, du nombre considérable de puerpuérales infectées en traitement dans mes salles Le nombre s'était élevé un jour au chiffre de 14. Comprenant le danger qui pouvait en résulter pour nos opérées, dans une salle où nous avons eu parfois dans le courant de l'année, 18 laparotomies (le pavillon d'isolement étant trop exigu pour les contenir), je résolus de demander à l'administration d'étudier la question et de ne plus admettre dans nos salles cette catégorie de malades. C'est ce qui motiva la circulaire administrative du 15 octobre 1900, qui prévoit actuellement l'envoi de ces malades dans les services de Cochin et de Boucicaut, où existent des services d'infectés, et dans les services d'isolement des maternités. Je suis heureux pour tous mes collègues des hôpitaux d'avoir pu obtenir, grâce au concours aimable de l'administration, un si important résultat.

Grâce à M. Napias, directeur général, grâce aussi aux bons offices de M. Auber, directeur de l'hôpital, des améliorations importantes ont été réalisées dans le service des salles opératoires. L'eau ordinaire non stérilisée de la salle d'opérations a été enfin supprimée. Nous possédons actuellement un appareil de stérilisation du système Bardy, qui nous donne deux cents litres d'eau chaque matin. Jusqu'alors, les pansements étaient faits dans la salle d'opérations septiques: une salle spéciale de pansement va être installée. D'autres améliorations sont à l'étude, et nul doute que, grâce à la bienveillance dé l'Administration, nous n'arrivions à combler, dans un avenir prochain, tous les *desiderata* du service. Quoi qu'il en soit, les résultats obtenus cette année sont des plus encourageants. La mortalité des opérations gynécologiques a pu être abaissée dans une proportion notable. Depuis le 1ᵉʳ mars (époque du renouvellement du service) c'est-à-dire dans une période de douze mois, *aucun cas d'infection post-opératoire n'a été signalé* dans notre service de laparotomie.

SERVICE DES CONSULTATIONS. — Nombre total des malades nouveaux admis aux différentes consultations :

Consultation de gynécologie. — La consultation de gynécologie fonctionne depuis le 25 décembre 1899. Du 1ᵉʳ mars 1900 au 1ᵉʳ mars 1901, on y a examiné 612 malades nouvelles.

Consultation d'ophthalmologie. — La consultation n'a été véritablement réorganisée que depuis le 17 décembre 1900. Depuis cette époque, on y a examiné 32 malades nouveaux.

Consultation de laryngologie. — La consultation de laryngologie fonctionne depuis le 1ᵉʳ mars 1900. Il y est venu 302 malades nouveaux.

Consultation des maladies des voies urinaires. — La consultation fonctionne depuis le 1ᵉʳ mars 1900. 82 malades nouveaux y ont été examinés.

Electrothérapie. — 52 malades se sont présentés à la consultation.

Paralysie infantile.	6
Paralysie faciale.	7
Paralysie traumatique du nerf médian	2
Paralysie traumatique du nerf radial.	3
Paralysie saturnine.	7
Amyotrophie réflexe d'origine traumatique.	5
Peri-arthrite scapulo-humérale	8
A reporter.	38

Le nombre des séances d'électrothérapie n'a pas été noté. Le service n'a fonctionné d'une façon régulière qu'à partir du 1er août. Les malades venaient : les uns directement du dehors ; les autres de la consultation de médecine et des services médicaux de l'hôpital ; d'autres enfin des divers hôpitaux, en particulier de Beaujon. Le nombre des malades pourrait augmenter considérablement si le laboratoire d'électrothérapie disposait d'un matériel suffisant.

Radiographie. — Installation très incomplète. 91 malades. 101 radiographies. Les malades viennent du service de chirurgie, de la consultation de chirurgie, des autres hôpitaux ; ces derniers ont été en petit nombre.

Fractures des métacarpiens.	2
Fractures des os de l'avant-bras.	2
Fractures de l'olécrâne.	3
Fractures de l'humérus.	3
Fractures de la clavicule	5
Fractures du col du fémur.	2
Fractures du fémur.	2
Fractures de la rotule	2
Fractures du péroné.	1
Fractures des os de la jambe.	3
Fractures malléolaires	3
Fractures de l'extrémité inférieure du radius.	2
Fractures du 2e métatarsien	1
Luxation du semi-lunaire	1
Luxation du coude.	1
Luxation de l'épaule.	5
Luxation congénitale double des 2 rotules	1
Luxation de l'astragale.	1

A reporter. ... 38

Parmi les 17 derniers se trouvent des contusions simples : rhumatisme chronique, 1 ; ankylose articulation tibio-tarsienne, 1 ; fracture suppurée du maxillaire inférieur, 1 ; fistule du sinus maxillaire supérieur, 1, etc.

Les examens radiographiques à l'écran n'ont pas été notés. Ces examens ont été nombreux et faits pour la consultation de médecine et les services de médecine de l'hôpital, ainsi que pour le service de chirurgie.

OPÉRATIONS

FAITES AVEC L'AIDE DE MM. MAUCLAIRE, chirurgien des hôpitaux, agrégé de la Faculté de Médecine ; CHEVALIER, chirurgien des hôpitaux ; LAURENS, SAUVINEAU, anciens internes des hôpitaux, et de MM. GRÉGOIRE, MENET, NOLLET, VINSONNEAU, internes du service.

Opérations sur le crâne et la face.
(21 opérations. — 0 mort.)

1 ablation d'un kyste dentaire. — 1 guérison. (Picqué.)
1 ablation d'un sarcome de la région sous-maxillaire. — 1 guérison. (Picqué.)

2 ablations de cancroïdes de la face. — 2 guérisons. (Picqué. Nollet).

2 ablations de cancroïdes de la lèvre inférieure avec extirpation des ganglions sous-maxillaires. — 2 guérisons. (Menet. Vinsonneau).

3 Résections du maxillaire supérieur pour osteo-sarcome. — 3 guérisons (Picqué (2). Mauclaire.)

1 ablation d'un papillome de la région sourcilière. — 1 guérison. (Grégoire.)

2 trépanations de la mastoïde. — 2 guérisons. (Grégoire. Mauclaire.)

1 intervention opératoire pour mastoïdite de Von Bezold. — 1 guérison. — (Menet.)

1 curettage du sinus maxillaire. — 1 guérison. (Picqué.)

1 ablation d'un papillome du nez. — 1 guérison. (Menet.)

1 ablation d'un papillome de la paupière inférieure.—1 guérison. (Vinsonneau.)

1 ablation de végétations adenoïdes du pharynx nasal. — 1 guérison. (Mauclaire.)

1 incision de phlegmon du cuir chevelu. — 1 guérison. (Grégoire.)

3 incisions de parotidites suppurées. —3 guérisons). (Menet (2). Nollet.)

1 extirpation d'un cancer de la langue. — 1 guérison opératoire. (Picqué.)

Opérations sur le cou.
(18 opérations. — 1 mort.)

4 incisions d'adéno-phlegmons du cou. — 4 guérisons. (Picqué. Grégoire (2). Menet.)

3 incisions d'anthrax de la nuque. — 3 guérisons. (Grégoire (2). Nollet.)

7 cures opératoires d'adénites tuberculeuses du cou. — 7 guérisons. (Picqué. Grégoire. Menet (4). Nollet.)

1 œsophagotomie externe pour corps étranger. — 1 mort. (Mauclaire.)

1 thyroïdectomie partielle pour goître. — 1 guérison. (Picqué.)

1 grenouillette. Excision de la poche.—1 guérison. (Mauclaire.)

1 ablation d'un lipome du creux sus-claviculaire. — 1 guérison. (Menet.)

Opérations sur le thorax et la colonne vertébrale.
(39 opérations. — 3 morts.)

2 interventions opératoires pour plaies pénétrantes de poitrine. — 1 guérison. (Grégoire). 1 mort. (Nollet.)

1 intervention pour plaie non pénétrante de poitrine. — 1 guérison. (Vinsonneau.)

4 opérations d'empyème avec résection costale pour pleurésies purulentes. — 4 guérisons. (Mauclaire. Grégoire. Nollet (2).

1 opération d'empyème sans résection costale. — 1 guérison.
(Menet.)

1 résection costale pour fistule consécutive à une pleurésie purulente. — 1 guérison. (Mauclaire.)

7 interventions pour tuberculose costale suppurée. — 7 guérisons. (Mauclaire. Grégoire (3). Menet. Nollet. Vinsonneau.)

2 abcès par congestion, suite de mal de Pott. Incision et grattage. — 1 guérison. (Menet.) 1 *mort*. (Vinsonneau.)

1 ablation d'un lipome du dos. — 1 guérison. (Grégoire.)

4 incisions d'abcès du sein. — 4 guérisons. (Grégoire.)
incisions multiples pour phlegmon du dos. 1 *mort*. (Menet.)

6 ablations du sein pour cancer. — 6 guérisons. (Picqué (3).
Mauclaire. Grégoire (2).

4 interventions pour récidive de cancer du sein. — 4 guérisons.
(Picqué.)

1 incision de phlegmon de la région sternale. — 1 guérison.
(Nollet.)

2 incisions et curettages d'abcès froids de région dorsale supérieure. — 2 guérisons. (Picqué. Nollet.)

1 Curettage d'un trajet fistuleux de la région sacrée. — 1 guérison. (Grégoire.)

Opérations sur l'abdomen.
(88 opérations. — 7 morts.)

34 cures opératoires de hernies inguinales. 34 guérisons. (Picqué.
Mauclaire. Grégoire (4). Menet (15). Nollet (5). Vinsonneau (8).

1 cure opératoire de hernie inguinale avec résection de l'appendice. — 1 guérison. (Menet.)

2 cures opératoires de hernies crurales. — 2 guérisons (Picqué.
Grégoire.)

1 cure opératoire de hernie ombilicale. — 1 guérison. (Picqué.)

4 laparotomies exploratrices :
2 pour suppuration pelvienne avec fusion intime des anses
intestinales. 2 guérisons. (Picqué.)
1 pour néoplasme de l'ovaire avec généralisation périto-
néale. — 1 guérison opératoire. (Picqué.)
1 pour néoplasme diffus de l'estomac. — 1 guérison opératoire. (Picqué.)

1 ablation d'un lipome de la paroi abdominale. — 1 guérison.
(Grégoire.)

1 jéjunostomie pour cancer de l'estomac. — 1 *mort*. (Mauclaire.)

1 gastro-entérostomie (procédé de Von Hacker. — 1 guérison.
(Picqué.)

5 gastrostomies :
3 pour cancer de l'œsophage. — 3 guérisons opératoires.
(Mauclaire. Grégoire. Menet.)
2 pour rétrécissements cicatriciels de l'œsophage, sympto-
matiques d'œsophagite chronique sténosante. — 2 guérisons.
(Mauclaire.)

1 large pylorectomie pour néoplasme ou linite plastique de
l'estomac. — 1 guérison. (Mauclaire.)
5 incisions d'appendicites suppurées. — 4 guérisons. (Picqué (3).
Vinsonneau.) — 1 *mort*. (Grégoire.)
2 laparotomies pour appendicite avec péritonite généralisée. —
1 *mort*. (Nollet.) — 1 guérison (Picqué.)
1 colpotomie pour péritonite généralisée consécutive à une
appendicite. — 1 *mort*. (Grégoire.)
1 laparotomie pour péritonite généralisée d'origine inconnue. —
1 *mort*. (Picqué.)
8 résections à froid de l'appendice. — 8 guérisons. (Picqué (6).
Mauclaire (2).
1 Incision d'abcès du foie. — 1 guérison. (Menet.)
3 Interventions opératoires pour kystes hydatiques du foie. —
1 guérison (Picqué.) — 2 *morts*. (Picqué. Mauclaire.)
1 cholécystectomie pour cholécystite suppurée. — 1 guérison.
(Mauclaire.)
1 fermeture de fistule biliaire. Cholécystectomie. — 1 guérison.
(Picqué.)
1 Incision d'un phlegmon diffus de la paroi abdominale. —
1 guérison. (Picqué.)
1 Incision d'abcès froid de la crête iliaque avec grattage. — 1 guérison. (Vinsonneau.)
1 incision d'abcès du psoas-iliaque. — 1 *mort*. (Mauclaire).
1 laparotomie sous-péritonéale pour suppuration de la fosse
iliaque. — 1 guérison. (Picqué.)
1 ablation d'un épithélioma ulcéré de la paroi abdominale. —
1 guérison. (Picqué)
3 cures opératoires d'éventration. — 3 guérisons. (Picqué (2).
(Mauclaire.)
3 laparotomies pour péritonites tuberculeuses. — 3 guérisons
opératoires. (Picqué.)
4 fermetures de fistules stercorales. — 3 guérisons. (Picqué.)
— 1 *mort*. (Picqué.)

Opérations sur l'anus et le rectum.
26 opérations. — 0 mort.

1 incision d'un abcès péri-ano-rectal. — 1 guérison. (Vinsonneau.)
13 cures opératoires de fistules anales. — 13 guérisons. (Grégoire
(3). Menet (5). Nollet (2). Vinsonneau (3).
11 cures opératoires d'hémorroïdes. — 11 guérisons. (Picqué (2).
Mauclaire. Grégoire. Menet (2). Nollet. Vinsonneau (4).
1 ablation d'un polype du rectum. — 1 guérison. (Grégoire.)

Opérations sur les organes génitaux de la femme.
162 opérations. — 6 morts.

16 ablations bilatérales des annexes pour lésions suppurées. —
14 guérisons. (Picqué (8). Mauclaire (2). Grégoire (4). —
2 *morts*. (Picqué. Mauclaire.)

3 ablations bilatérales des annexes pour lésions non suppurées. 3 guérisons. (Picqué. Mauclaire. Grégoire.)

26 ablations unilatérales des annexes pour lésions suppurées. — 26 guérisons. (Picqué (12). Mauclaire (3). Grégoire (10). Menet.)

2 ablations unilatérales des annexes pour lésions non suppurées. — 2 guérisons. (Picqué.)

1 ablation unilatérale des annexes avec résection appendiculaire. — 1 guérison. (Picqué.)

5 ablations de grossesse extra-utérine. — 5 guérisons. (Picqué.)

3 laparotomies pour hématocèles consécutives à des grossesses extra-utérines rompues. — 2 guérisons. (Picqué). — 1 *mort*. (Picqué.)

3 ablations de kystes du ligament large. — 2 guérisons. (Picqué. Mauclaire). — 1 *mort*. (Picqué.)

10 ablations de kystes de l'ovaire. — 10 guérisons. (Picqué (8). Grégoire (2).

1 ablation d'un cancer de l'ovaire. — 1 *mort*. (Picqué.)

1 ablation d'une tumeur solide de l'ovaire. — 1 guérison opératoire. (Picqué.)

2 raccourcissements intra-abdominaux des ligaments ronds. — 2 guérisons (Picqué. Mauclaire.)

2 hystéropexies. — 2 guérisons. (Picqué.)

16 hystérectomies pour fibromes, 14 supra-vaginales, 2 abdominales totales. — 16 guérisons. (Picqué (11). Mauclaire (2). Grégoire (3).

2 hystérectomies abdominales totales :
1 pour cancer. — 1 guérison opératoire. (Grégoire.)
1 pour septicémie puerpérale. — 1 guérison. (Picqué.)

18 curettages pour rétention placentaire non infectée. — 18 guérisons. (Grégoire.)

4 curettages avec évacuation et lavage de la cavité utérine infectée. — 3 guérisons. (Grégoire (2). Nollet.) — 1 *mort*. (Grégoire.)

16 curettages pour métrite hémorragique. — 16 guérisons. (Picqué (3). Mauclaire. Grégoire (13).

12 curettages avec amputation du col. — 12 guérisons. (Picqué (2). Mauclaire (2). Grégoire (8).

1 amputation du col pour métrite cervicale hypertrophique. — 1 guérison. (Grégoire.)

3 incisions abdominales pour salpingites suppurées. — 3 guérisons Picqué (2). (Mauclaire.)

1 incision abdominale pour hématocèle suppurée. — 1 guérison. (Picqué.)

1 Laparotomie et colpotomie pour pelvi-péritonite d'origine annexielle. — 1 guérison (Grégoire.)

1 cure opératoire d'une large fistule vésico-vaginale. — 1 guérison avec persistance d'une fistulette. (Mauclaire.)

3 colpopérinéorraphies pour prolapsus génitaux. — 3 guérisons. (Picqué (2). Mauclaire).

5 ablations de polypes utérins par la voie vaginale. — 5 guérisons. (Picqué (4). Grégoire.)

1 inversion utérine avec fibrome. Opération de Kustner et énucléation du fibrome. — 1 guérison. (Mauclaire.)

Opérations sur les organes génitaux de l'homme.
(28 opérations. — 0 mort)

8 ligatures atrophiantes du cordon pour tuberculose du testicule (procédé Mauclaire). — 8 guérisons (Mauclaire (5). Menet (2). Vinsonneau.)

2 incisions périnéales d'abcès de la prostate. — 2 guérisons. (Mauclaire. Menet.)

5 opérations de phimosis. — 5 guérisons. (Picqué. Nollet. Vinsonneau (3).

7 cures opératoires d'hydrocèle. —7 guérisons. (Picqué. Menet (3). Nollet. Vinsonneau.)

1 ablation d'un kyste du cordon. — 1 guérison. (Nollet.)

1 cure opératoire de varicocèle. — 1 guérison. (Vinsonneau.)

1 castration pour gangrène spontanée du testicule. — 1 guérison. (Mauclaire.)

2 incisions d'hématomes du cordon. — 2 guérisons. (Menet. Nollet)

1 incision de vaginalite suppurée. — 1 guérison. (Mauclaire.)

Opérations sur les voies urinaires.
(17 opérations. — 1 mort.)

1 uréthrorraphie pour déchirure traumatique de l'urètre. — 1 guérison. (Picqué.)

10 uréthétrotomies internes. — 10 guérisons. (Mauclaire. Menet. Nollet. Vinsonneau (7) .

1 cystotomie sus-pubienne. — 1 guérison. (Grégoire.)

1 néphrotomie. — 1 mort. (Picqué.)

1 incision d'abcès périnéphrétique. — 1 guérison. (Menet.)

1 périnéorraphie pour fistule urétrale. — 1 guérison. (Vinsonneau.)

1 néphropexie. — 1 guérison. (Mauclaire.)

Opérations sur les membres supérieurs.
(23 opérations. — 1 mort.)

1 résection de l'articulation du coude pour tumeur blanche. — 1 guérison. (Picqué.)

1 amputation du bras. — 1 guérison. (Nollet.)

1 désarticulation du cinquième métacarpien pour tuberculose. — 1 guérison. (Nollet.)

1 amputation de l'index gauche par écrasement de ce doigt. — 1 guérison. (Vinsonneau.)

2 sutures de tendons. — 2 guérisons. (Menet.)

3 réductions sous chloroforme de luxations de l'épaule. — 3 guérisons. (Menet. Nollet (2).

5 incisions de phlegmon du membre supérieur. — 5 guérisons. (Grégoire. Menet (2). Nollet. Vinsonneau.)

1 grattage de l'articulation scapulo-humérale pour tumeur blanche. — 1 guérison. (Nollet.)

2 grattages de l'articulation radio-carpienne pour tumeur blanche. — 2 guérisons. (Menet. Nollet.)

1 ablation de synovite tuberculeuse de la gaine des extenseurs. — 1 guérison. (Mauclaire.)

1 intervention pour fracture compliquée de l'avant-bras. —1 *mort*. (Nollet.)

1 suture osseuse pour fracture de la clavicule. — 1 guérison. (Vinsonneau.)

1 suture osseuse pour fracture du cubitus. — 1 guérison. (Vinsonneau.)

1 intervention opératoire pour écrasement de la main. — 1 guérison. (Vinsonneau.)

1 intervention opératoire pour plaie du poignet avec ouverture de l'articulation radio-carpienne. — 1 guérison. (Menet.)

Opérations des membres inférieurs.
(67 opérations. 2 morts.)

1 intervention opératoire pour écrasement des deux pieds. — 1 guérison. (Menet et Nollet.)

2 greffes de Thiersh. — 2 guérisons. (Grégoire. Menet.)

2 interventions pour fractures compliquées du membre inférieur. — 2 guérisons. (Grégoire. Nollet.)

4 cerclages pour fracture de la rotule. — 4 guérisons. (Picqué (2). Menet. Vinsonneau.)

3 incisions d'hygromas suppuré du genou. — 3 guérisons. (Grégoire. Vinsonneau (2).

3 ablations d'hygromas non suppurés du genou. — 3 guérisons. (Grégoire (2). Menet.)

1 incision d'adénite inguinale suppurée. — 1 guérison. (Grégoire.)

4 ablations d'adénites inguinales tuberculeuses. — 4 guérisons. (Grégoire (2). Menet. Nollet.)

1 incision et grattage d'abcès froid de la fesse. — 1 guérison. (Grégoire.)

14 incisions de phlegmons du membre supérieur. — 14 guérisons. (Picqué (2). Grégoire (4). Menet. Nollet (2). Vinsonneau (5).

1 intervention pour fracture bi-malléolaire compliquée. — 1 guérison. (Vinsonneau.)

2 interventions pour ostéomyélite aiguë du tibia. — 2 guérisons. (Nollet.)

1 intervention pour ostéomyélite aiguë de l'extrémité supérieure du fémur. — 1 guérison. (Menet.)

1 intervention pour foyers multiples d'ostéomyélite aiguë. — 1 guérison. (Grégoire.)

2 trépanations pour ostéomyélite chronique du fémur et du tibia. — 2 guérisons. (Picqué, Vinsonneau).

1 résection du genou pour tumeur blanche. — 1 guérison. (Mauclaire.)

2 amputations de cuisse. — 2 guérisons. (Menet. Vinsonneau.)
2 amputations de jambe pour écrasement total. 2 *morts*. (Mauclaire. Grégoire.)
1 désarticulation d'un orteil en marteau. — 1 guérison. (Grégoire.)
1 désarticulation du premier orteil et de son métatarsien pour tuberculose. — 1 guérison. (Menet.)
1 grattage de l'articulation fémoro-tibiale pour tuberculose. — 1 guérison. (Picqué.)
1 ablation d'un kyste synovial d'un tendon extenseur des orteils. — 1 guérison. (Picqué.)
1 ostéotomie double pour fracture bi-malléolaire avec consolidation vicieuse. — 1 guérison. (Nollet.)
1 ablation d'un papillome du mollet. — 1 guérison. (Menet.)
1 incision et curettage d'un trajet fistuleux d'ostéomyélite suppurée ancienne. — 1 guérison. (Picqué.)
6 arthrotomies du genou :
    2 pour hémarthroses. — 2 guérisons. (Vinsonneau.).
    4 pour arthrites suppurées, — 4 guérisons. (Picqué. Mauclaire. Grégoire. Menet.)
1 suture osseuse pour pseudarthrose du fémur. — 1 guérison. (Mauclaire.)
1 grattage de la rotule pour tuberculose. — 1 guérison. (Picqué.)
1 grattage du péroné pour tuberculose de cet os. — 1 guérison. (Vinsonneau.)
2 opérations de Mac-Ewen pour genu vulgum bilatéral. — 2 guérisons. (Mauclaire.)
2 résections de dilatations ampullaires variqueuses de l'embouchure de la saphène interne. — 2 guérisons. (Picqué.)
1 extirpation de varices du membre inférieur. — 1 guérison. (Grégoire.)

Opérations pratiquées par M. le Dr CHEVALIER, *chirurgien des hôpitaux.*

1 lithotritie pour calcul vésical. — 1 guérison.
1 néphrotomie pour pyonéphrose. — 1 guérison.
1 cure opératoire d'épispadias. — 1 guérison.

Opérations pratiquées par M. le Dr LAURENS, *ancien interne des hôpitaux.*

2 évidements pétro-mastoïdiens. — 2 guérisons.

Exposé des causes de mort.

Œsophagotomie externe pour corps étrangers (os.). — Vieillard très affaibli (68 ans) présentant de l'œsophagite phlegmoneuse avec régurgitations muco-purulentes fétides. La radiographie indique l'existence retrosternale du corps étranger. Avant l'intervention, tentatives infructueuses d'extraction avec le panier de De Graëffe. — L'ouverture œsophagienne et le cathétérisme ne permettent pas de découvrir le corps étranger. — Mort la nuit même dans le coma.

— A l'autopsie, on ne trouve pas le corps étranger (la substance corticale rénale est presque complètement atrophiée. Mauclaire.)

Pleurotomie et évacuation d'un hémothorax consécutif à une plaie pénétrante de la poitrine. Le liquide sanguin avait déjà subi un début de transformation purulente. Mort le neuvième jour de septicémie pleurale. (Nollet.)

Incision d'un abcès par congestion, suite de mal de Pott. — Un mois après l'intervention, morte de cachexie. Quelque temps avant sa mort, la malade avait présenté une pleurésie purulente avec liquide très abondant. La famille refusant d'abord l'opération de l'empyème n'y avait consenti que tardivement, et l'empyème fut pratiqué la malade étant *in extremis.* (Vinsonneau.)

Incisions multiples pour phlegmon du dos.—Vieillard cachectique et profondément infecté présentant un vaste phlegmon de la région dorsale. Mort le lendemain de l'intervention : Continuation des accidents septicémiques. (Menet.)

Jéjusnostomie. — Homme très affaibli. Mort le dixième jour de cachexie néoplasique. (Mauclaire.)

Incision d'appendicite suppurée. — Morte le quinzième jour de septicémie et broncho pneumonie. (Grégoire.)

Laparotomie pour appendicite avec péritonite généralisée. — Mort quelques heures après l'intervention : continuation des accidents septicémiques. (Nollet.)

Colpotomie pour péritonite généralisée d'origine appendiculaire. — Morte quelques heures après l'intervention : continuation des accidents septicémiques. (Grégoire.)

Laparotomie pour péritonite généralisée d'origine inconnue. — Morte le cinquième jour : continuation des accidents péritonitiques. (Picqué.) Pas d'autopsie.

Incision d'un abcès du psoas iliaque. — Malade présentant tous les phénomènes de septicémie (carphologie, subdélire, etc.). Mort le deuxième jour : continuation des accidents. A l'autopsie, on ne trouve aucune lésion capable d'expliquer l'origine de cette psoïte. (Mauclaire.)

Fermeture de fistule stercorale ombilicale. — Suture de l'intestin très laborieuse. Morte le sixième jour de péritonite généralisée. A l'autopsie, on constate que la suture intestinale a cédé en un point. (Picqué.)

1° *Intervention pour kystes hydatiques* (incision et marsupialisation). — Mort le deuxième jour. A l'autopsie, il existe des kystes hydatiques multiples du foie.

2° *Intervention pour kystes hydatiques du foie* (incision et marsupialisation). — Mort le lendemain de l'opération avec des phénomènes urémiques. A l'autopsie, il existe des kystes hydatiques multiples.

Ablation bilatérale des annexes pour lésions suppurées avec fièvre. — Morte le quatorzième jour : continuation des accidents péritonitiques. (Picqué.)

Ablation bilatérale des annexes pour lésions suppurées avec fièvre. — Morte le quatrième jour : continuation des phénomènes péritonitiques. (Mauclaire.)

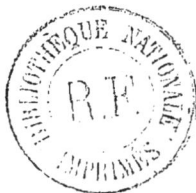

Laparotomie pour hématocèle consécutive à une grossesse extra-utérine rompue. — Malade ayant subi antérieurement avec succès l'extirpation d'un polype utérin gangréné. Rentré deux mois après dans le service avec une énorme tumeur abdominale, très affaiblie et profondément infectée. Laparotomie. — Des caillots sanguins putrides emplissaient toute la cavité abdominale, agglutinant les anses intestinales marquant les viscères. Ablation de la plus grande quantité possible de ces caillots, mais on ne peut en enlever la totalité et l'opération reste forcément incomplète. Température élevée avant l'intervention. Morte le jour même : continuation des accidents septicémiques.

Ablation d'un kyste inclus dans le ligament large. — Extirpation très laborieuse. Morte le lendemain, d'hémorragie. (Picqué.)

Ablation d'un cancer de l'ovaire. — Néoplasme très volumineux et adhérent. Malade très affaiblie et cachectique. Opération forcément incomplète. Une partie de néoplasme adhérent aux vaisseaux iliaques est abandonnée. Morte subitement le troisième jour après l'opération. (Picqué.)

Curettage avec évacuation et lavage de la cavité utérine infectée. — Morte le troisième jour : continuation des accidents septicémiques (Grégoire.)

Néphrotomie pour pyonéphrose tuberculeuse. — Malade âgé (60 ans) et cachectique. Mort le lendemain subitement. (Picqué.)

Intervention pour fracture compliquée de l'avant-bras. — Malade entré pour une fracture compliquée de l'avant-bras. Quelques jours après son entrée, le foyer de fracture s'infecte. Résection des fragments. Mort le sixième jour : septicémie. (Nollet.)

Amputation de jambe pour gangrène sénile. — Femme âgée et cachectique ne pouvant supporter une opération régulière ; on se contente de sectionner l'os dans le sillon d'élimination. Morte le cinquième jour : cachexie. (Grégoire.)

Amputation de jambe pour ostéomyélite aiguë de tout le tibia. — Morte le sixième jour. Avant sa mort, la malade avait présenté des foyers multiples d'ostéomyélite et de parotidite, et sa famille avait refusé toute intervention. (Mauclaire.)

CHAPITRE II

STATISTIQUE DES OPÉRATIONS D'URGENCE

4 trépanations. — 4 *morts* (Mauclaire.)
1 incision de parotidite suppurée. — 1 guérison.(Menet.)
1 intervention opératoire pour plaie pénétrante de poitrine. —
    1 guérison. (Mauclaire.)
1 trachéotomie pour tuberculose du larynx. — 1 guérison. (Vin-
    sonneau.)
10 kélotomies pour hernies inguinales étranglées. — 8 guérisons.
    (Mauclaire. Menet. Nollet (2). Vinsonneau (4). 2 *morts*
    (Menet. Vinsonneau.)
10 kélotomies pour hernies crurales étranglées. — 6 guérisons.
    (Picqué. Grégoire (2). Menet (2). Vinsonneau.) — 4 *morts*,
    (Picqué Mauclaire. Vinsonneau (2).
1 kélotomie avec entérectomie et entéronaphie pour hernie cru-
    rale étranglée. — 1 *mort.* (Menet.)
2 kélotomies pour hernies ombilicales étranglées. — 1 guérison.
    (Menet.) — 1 *mort* (Nollet.)
4 laparotomies pour contusion de l'abdomen. — 3 guérisons.
    (Mauclaire, Menet (2). 1 *mort.* (Mauclaire.)
1 kélotomie pour hernie crurale contenant une portion étranglée
    de la vessie. — 1 guérison. (Menet.)
2 laparotomies exploratrices :
    1 pour dilatation intestinale ayant simulé un pyo-pneumo-
        thorax sous-phrénique. — 1 *mort.* (Mauclaire.)
    1 pour thrombose de la veine grande mésaraïque ayant
        simulé une occlusion intestinale. — 1 *mort.* (Menet.)
1 laparotomie pour plaie de l'abdomen avec blessure de la rate.
    — 1 *mort.* (Mauclaire.)
1 gastrostomie pour cancer de l'œsophage. — 1 *mort.* (Mauclaire.)
3 incisions pour appendicites suppurées. — 1 guérison. (Grégoire)
    2 *morts.* (Mauclaire.)
1 laparotomie pour appendicite avec péritonite généralisée. —
    1 *mort.* (Nollet.)
3 laparotomies pour péritonites généralisées. — 3 *morts.* (Gré-
    goire.)
2 laparotomies pour occlusion intestinale. — 2 *morts.* (Grégoire.)
3 curettages avec évacuation et lavage de la cavité utérine
    infectee. — 2 guérisons (Grégoire.) 1 *mort.* (Grégoire.)
1 curettage pour môle hydatiforme. — 1 guérison. (Mauclaire.)
1 incisions multiples périnéales pour infiltration d'urine. —
    1 *mort.* (Grégoire.)
2 amputations du bras, — 2 guérisons. (Grégoire. Vinsonneau.)

1 incision de phlegmon du membre supérieur. — 1 *mort*. (Grégoire.)

1 désarticulation du genou. — 1 guérison. (Vinsonneau.)

1 amputation de cuisse. — 1 *mort*. (Vinsonneau.)

1 ligature sous-péritonéale de l'iliaque interne pour plaie de la région profonde de la fesse avec hémorragie abondante. — 1 guérison. (Mauclaire.)

1 incision pour infiltration d'urine. — 1 guérison. (Vinsonneau.)

Exposé des causes de mort.

4 *Trépanations* ont donné 4 morts : *Première trépanation* pour plaie par balle de revolver de la région temporale droite. Mort le quatrième jour avec des phénomènes de méningo-encéphalite. (Mauclaire.) — *Deuxième trépanation*. Diagnostic porté pendant la vie : abcès cérébral d'origine otitique. Pendant l'opération, on ne découvre pas d'abcès, mais il existe de la méningite suppurée diffuse. Mort le huitième jour. (Mauclaire.) — *Troisième trépanation*. Diagnostic porté pendant la vie : Tumeur cérébrale. Mort le deuxième jour dans le coma. A l'autopsie, pas de tumeur mais un foyer ancien de ramollissement. (Mauclaire.) — *Quatrième trépanation*. Coup de feu tiré dans la bouche. Phénomènes de méningo-encéphalite avant l'opération. Mort le deuxième jour. (Mauclaire.)

2 *kélotomies pour hernies inguinales étranglées* ont donné 2 morts. — *Première kélotomie*. Etranglement ancien. Sphacèle avec perforation de l'anse étranglée. Etablissement d'un anus artificiel. Mort le troisième jour de péritonite. (Menet.) — *Deuxième kélotomie*. Plaque de sphacèle au niveau de l'anse herniée. Enfouissement de la plaque. Réduction de l'anse. Mort subitement. (Vinsonneau.)

4 *kélotomies pour hernies crurales étranglées* ont donné 4 morts. — *Première kélotomie*. Kélotomie d'urgence : étranglement ancien. Morte le quatorzième jour subitement, probablement d'embolie, la malade étant apyrétique. (Picqué.) — *Deuxième kélotomie*. Mort le deuxième jour : Continuation des accidents péritonitiques (Vinsonneau.) — *Troisième kélotomie*. Mort le troisième jour de broncho-pneumonie. (Mauclaire.). — *Quatrième kélotomie*. Morte le cinquième jour. Le jour même de la mort, en raison des phénomènes d'occlusion que présentait la malade, deuxième intervention qui permet de constater l'existence d'une hernie rétropéritonéale étranglée avec sphacèle de l'intestin. (Vinsonneau.)

1 *Kélotomie avec entérectomie et entérorraphie pour hernie crurale étranglée*. Mort le deuxième jour de péritonite. (Menet.)

1 *Kélotomie pour hernie ombilicale étranglée*. Mort le troisième jour avec des phénomènes infectieux et de la broncho-pneumonie. (Nollet.)

1 *Laparotomie pour contusion de l'abdomen* (coup de pied de cheval.) A l'opération, on constate une déchirure du mesentère qui

est suturée et pas de lésion intestinale. Mort le troisième jour. A l'autopsie, péritonite généralisée consécutive à la chute d'une escarre intestinale consécutive à la lésion mésentérique. (Mauclaire.)

1 *Laparotomie exploratrice.* Diagnostic porté pendant la vie (service du docteur Talamon), pyo-pneumothorax sous-phrénique. A l'opération, pas de pyo-pneumothorax. Mort la nuit même par continuation des accidents. A l'autopsie, pas de péritonite, mais dilatation excessive des anses intestinales et tuberculose du rein droit. (Mauclaire.)

1 *Laparotomie exploratrice.* Diagnostic porté : Occlusion intestinale. Laparotomie. Recherche infructueuse de la cause de l'occlusion. Evacuation d'une grande quantité d'ascite sanguinolente. Etablissement d'un anus iliaque. Mort cinq heures après l'intervention par continuation des accidents. A l'autopsie, on constate une thrombose de la veine grande mésaraïque. (Menet.)

1 *Laparotomie pour plaie de l'abdomen.* — Constatation d'une blessure de la rate. Chloroforme très difficile, les anses intestinales sont continuellement poussées au dehors, et on ne peut pratiquer la splénectomie projetée. Mort quelques jours après l'hémorragie. (Mauclaire.)

1 *Gastrotomie pour cancer de l'œsophage.* — Homme âgé 66 ans), très affaibli, cacheetique, absolument squelettique. Gastrostomie d'urgence. Mort le deuxième jour. (Mauclaire.)

Incision pour appendicite suppurée. — Mort le troisième jour. Continuation des phénomènes péritonéaux. (Mauclaire.)

Incision pour appendicite suppurée. — Mort le deuxième jour. Continuation des accidents péritonéaux. (Mauclaire.)

Laparotomie pour appendicite avec péritonite généralisée. — Morte le sixième jour. Continuation des accidents péritonéaux. (Nollet.)

2 *Laparotomies pour péritonite généralisée consécutive à une perforation d'ulcère stomacal* ont donné deux morts, l'une le deuxième, l'autre le cinquième jour après l'intervention qui avait permis de trouver et de suturer la perforation, par continuation des accidents péritonéaux. (Grégoire).

1 *Laparotomie pour péritonite généralisée consécutive à une rupture de pyosalpinx.* — Morte le lendemain de l'intervention par continuation des accidents. (Grégoire.)

Curettage avec évacuation et lavage de la cavité utérine infectée. — Morte le lendemain de l'intervention. A l'autopsie, péritonite généralisée consécutive à une double perforation du cul-de-sac postérieur faite dans un but abortif avec une aiguille à tricoter. (Grégoire.)

Incisions multiples pour infiltration d'urine. — Mort le deuxième jour : continuation des accidents septicémiques. (Grégoire)

Incision de phlegmon du membre supérieur. — Après l'incision, il s'écoule seulement de la sérosité sanguinolente contenant du streptocoque en culture prise (examen fait par M. Dévé, interne de M. le Dr Talamon). Mort le lendemain : continuation des accidents septicémiques.

Amputation de cuisse pour broiement du membre inférieur.
— Mort le lendemain de septicémie. (Vinsonneau.) La malade avait refusé l'intervention le premier jour, opérée le lendemain *in extremis.*

En terminant, nous tenons à revenir sur un point, point capital de notre statistique : *depuis le 1ᵉʳ mars 1900 jusqu'au 1ᵉʳ mars 1901, nous n'avons pas eu un seul décès pour infection opératoire.* Nous nous permettrons aussi d'appeler l'attention sur les résultats que nous ont fournis les opérations de gynécologie. Sur 260 interventions, nous n'avons eu que six décès — chiffre très faible, puisque le pourcentage de la mortalité ne s'élève pas à 4 0/0. Et notamment 16 hystérectomies pour fibromes utérins nous ont donné 16 succès, 10 ablations de kystes de l'ovaire nous ont fourni 10 guérisons, et enfin 53 pyosalpinx ont donné seulement deux décès, et encore dans ces deux derniers cas y avait-il déjà, avant l'intervention, de la fièvre et des accidents septicémiques.

Nous espérons, grâce aux modifications que nous avons introduites dans le service, avoir en 1902 une statistique comparable à celle que nous publions ici, et, sur un nombre plus élevé d'opérations, n'avoir à signaler aucun cas d'infection opératoire.

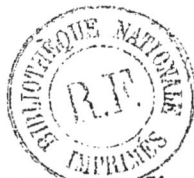

LE PROGRÈS MÉDICAL

JOURNAL DE MÉDECINE, DE CHIRURGIE ET DE PHARMACIE
Rédacteur en chef : **BOURNEVILLE**
Secrétaire de la rédaction : J. NOIR.

Paraissant le samedi par cahier de 24 ou 32 p. in-4° compactes sur 2 colonnes.

Un an, 12 fr.

\ *Les Bureaux du* **Progrès Médical** *sont ouverts de 1 à 5 heures.*

ARCHIVES DE NEUROLOGIE

Revue des maladies nerveuses et mentales, paraissant tous les deux mois
Fondée par J.-M. CHARCOT
Publiée sous la direction de MM. JOFFROY, RAYMOND et MAGNAN

Rédacteur en chef : BOURNEVILLE. — Secrétaire de la rédaction : J.-B. CHARCOT fils. Chaque fascicule se compose de huit à neuf feuilles in-8° carré, et de plusieurs planches chromolithographiées. Abonnement pour un an : PARIS : 20 fr. — FRANCE et ALGÉRIE : 22 fr. — UNION POSTALE : 23 fr. — OUTRE-MER (en dehors de l'Union postale) : 25 fr. — Les numéros séparés : 2 fr.

CARYOPHILIS. **Complexus symptomatique constitué par de l'aphagie** (Refus de manger), **Alalie** (Refus de parler), **et Astasie-Abasie, guéri par la suggestion forcée.** Brochure in-8 de 14 pages. — Prix : 50 c. — Pour nos abonnés. . . . . 25 c.

CARTAZ (A.). **Notes et observations sur le tétanos traumatique.** Brochure in-8. — Prix : 50 c. — Pour nos abonnés. . . . . . 25 c.

CATSARAS (M.). **De la curabilité de la sclérose en plaques.** Brochure in-8 de 11 pages. — Prix : 50 c. — Pour nos abonnés . 25 c.

CATSARAS (M.). **Recherches cliniques et expérimentales sur les accidents survenant par l'emploi des scaphandres.** Volume in-8 de 328 pages, avec 5 tableaux hors texte. — Prix : 7 fr. — Pour nos abonnés. . . . . 3 fr.

CHABBERT. **Nouvelles doctrines de neuropathologie, d'après les leçons élémentaires de clinique médicale professées à l'Hôtel-Dieu de Toulouse par le Dr Caubet** (Examen critique). Volume in-8 de 113 pages. — Prix : 3 fr. 50. — Pour nos abonnés . . . . 1 fr. 75

CHABBERT. **Sur un cas de paralysie générale à forme de tabes au début chez un syphilitique.** Brochure in-8 de 20 pages. — Prix : 1 fr. 50. — Pour nos abonnés . . . . 1 fr.

CHABBERT (L.). **Deux cas de bégaiement hystérique chez des dégénérés.** Brochure in-8 de 16 pages. — Prix : 50 c. — Pour nos abonnés . . . . 25 c.

CHABBERT (L.). **Paralysie agitante et hystérie.** Brochure in-8 de 16 pages, avec 7 figures. — Prix : 0 fr. 50. — Pour nos abonnés 35 c.

CHABBERT (L.) **Sur un cas d'ophtalmoplégie nucléaire transitoire consécutive à une migraine ophtalmique** (ophtalmoplégie migraineuse). Brochure in-8 de 16 pages. — Prix : 50 c. — Pour nos abonnés . . . . 35 c.

CHAMBARD (E.). **Dermoneurose stéréographique et érythrasma chez un imbécile alcoolique.** Brochure in-8 de 16 pages. — Prix : 50 c. — Pour nos abonnés. . . . . 25 c.

CHANTEMESSE (A.). **Étude sur la méningite tuberculeuse de l'adulte : les formes anormales en particulier.** Volume in-8 de 164 pages avec une planche lithographiée hors texte. — Prix : 3 fr. 50. — Pour nos abonnés. . . . . 2 fr. 50